Clasificación patológica de las neumonías

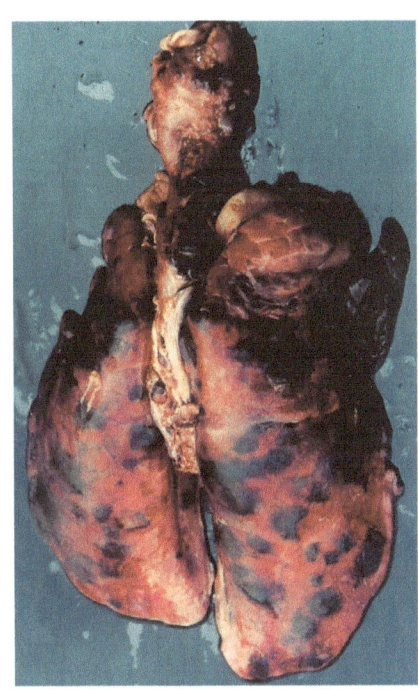

Raúl Cuauhtémoc Fajardo Muñoz
MVZ, IPSAV, MSc, Elegible al ACVP, PhD

Aide Alpízar Pérez
MVZ

José Simón Martínez Castañeda
MVZ, M en C, Dr.

2012

Copyright © 2012 por Raúl Cuauhtémoc Fajardo Muñoz.
Número de Control de la Biblioteca del Congreso de EE. UU.:   2012911602
ISBN: Tapa Blanda   978-1-4633-3242-6

Este Libro fue impreso en los Estados Unidos de América.

Para pedidos de copias adicionales de este libro,
por favor contacte con:
Palibrio
1663 Liberty Drive
Suite 200
Bloomington, IN 47403
Llamadas desde los EE.UU. 877.407.5847
Llamadas internacionales +1.812.671.9757
Fax: +1.812.355.1576
ventas@palibrio.com
[411247]

Autores

Raúl Cuauhtémoc Fajardo Muñoz
MVZ, IPSAV, MSc, Eleg. al ACVP, PhD.

Aide Alpízar Pérez
MVZ

José Simón Martínez Castañeda
MVZ, M en C, Dr. en C.

AGRADECIMIENTOS

A todas las Instituciones que dieron las facilidades para la colección de material visual y a todos los que participaron en alguna etapa del proceso de dicho material.

PREFACIO

El trabajo que se presenta, resulta de la investigación y experiencia de los autores en el tema de las neumonías en Medicina Veterinaria y de la complejidad de las clasificaciones de estas. Se analizan las diferentes clasificaciones y se resumen las concordancias y diferencias entre las clasificaciones de neumonías. También se incluyen algunos tipos neumónicos de los que existe poca información y se ilustra con imágenes originales seleccionadas para brindar un punto de referencia visual para un mejor reconocimiento del tipo de neumonía que el Médico Veterinario pudiera encontrarse en casos de campo. Se pretende que esta obra sea de gran utilidad tanto para Estudiantes de Medicina Veterinaria, Médicos Veterinarios como para Patólogos Veterinarios.

DEDICATORIA

Esta publicación está dedicada a todos los compañeros de la profesión, principalmente al MSc. Germán Valero y al M en C. Juan Monroy con quienes me inicié en la patología animal. Y muy especialmente al PhD, Diplomado del ACVP, Michel Morin quien me dio la oportunidad de realizar y dirigir mis estudios de postgrado en la FMV de la Universidad de Montreal en St. Hyacinthe, Québec, Canadá. También especialmente a profesores patólogos de esa misma institución como el PhD. André Lagacé y el Dr. Diplomado del ACVP. Richard Drolet quienes con su experiencia, conocimientos y sus valiosos comentarios marcaron profundamente mi formación en la patología veterinaria.

Igualmente esta publicación está dedicada a todas nuestras familias; Padres, Madres, hermanos y hermanas quienes siempre nos han brindado un apoyo incondicional.

Esperamos que esta obra sea de su agrado y sirva para estimular el gusto de la patología veterinaria y que sirva como un libro de texto que facilite la comprensión de estas complejas neumonías.

2012

**Aide Alpízar Pérez
*José Simón Martínez Castañeda
*Raúl Cuauhtémoc Fajardo Muñoz

** Practica privada
*CIESA-FMVZ-UAEMex.

INDICE

Introducción

La importancia de la clasificación de las neumonías reside en que se puede obtener información sobre la etiología y la patogénesis de la enfermedad, por ello existen varias clasificaciones propuestas de algunos autores, las cuales son discutidas más adelante. Para una mejor comprensión de las lesiones neumónicas, en este documento, se analizan las diferentes clasificaciones y el uso combinado de algunas de estas. También se discuten los cambios que han tenido las clasificaciones y sus equivalencias.

En esta publicación se hace énfasis en cuatro clasificaciones utilizadas en patología veterinaria, las cuales brindan buena información de la patología, patogénesis y etiología de las lesiones neumónicas.

1) Clasificación basada en la distribución de las lesiones macroscópicas (patrón morfológico de las neumonías). Hay dos variantes de esta clasificación.
2) Clasificación basada en el tipo de inflamación (incluye características histopatológicas de las neumonías).
3) Clasificación basada en la vía de entrada del agente al pulmón.
4) Clasificación basada en el patrón de la inflamación.

CAPÍTULO 1

CLASIFICACIÓN POR DISTRIBUCIÓN DE LESIONES PULMONARES Y ALGUNAS CAUSAS DE NEUMONÍAS

1 Clasificación por distribución de lesiones pulmonares y algunas causas de neumonías

Esta clasificación se basa en la distribución de las lesiones macroscópicas, es decir; por patrón morfológico. Se han propuesto dos clasificaciones; una se divide en cuatro formas y la otra en tres:

Tabla 1. Clasificación por patrón morfológico

Clasificación de Yates, W. D. (1988)	Clasificación de Dungworth, D. L. (1993)
Neumonía focal	**Bronconeumonía** (incluye la neumonía focal y lobulillar)
Neumonía lobulillar	
Neumonía lobular	**Neumonía lobular** (*lobar pneumonia*)
Neumonía difusa	**Neumonía intersticial** (sustituye a la difusa)

1.1 Neumonía focal

En este tipo de neumonía se puede considerar a las neumonías embólicas, a las abscedativas, a las granulomatosas y algunas parasitarias. Esta forma puede presentar uno o varios focos neumónicos de dimensión variable y en cualquier lugar del pulmón, sin tener relación con el tamaño, la forma o la distribución de los lobulillos o lóbulos pulmonares (8, 3).

Ejemplos:

- Neumonías parasitarias
  - *Muellerius capillaris*
  - Paragonimus en gatos
- Neumonías por aspiración
  - granulomatosas
- Neumonías embólicas

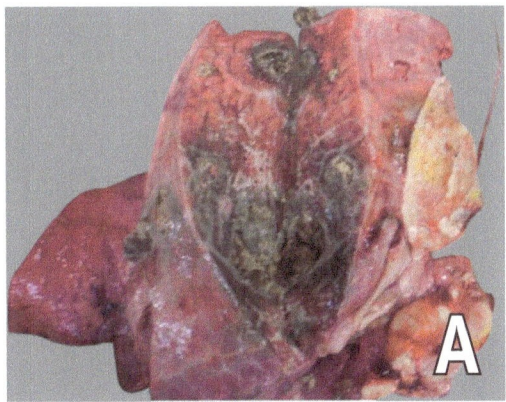

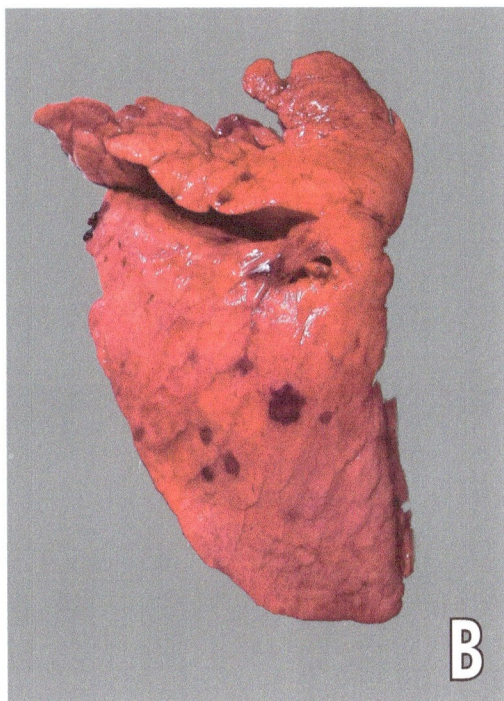

Figura 1. A) Pulmón de bovino. Neumonía multifocal necrótica por aspiración, asociado a *Fusobacterium necrophorum*. B) Pulmón de cerdo. Neumonía multifocal hemorrágica, asociado a *larva migrans*. En ambos casos se observan focos necróticos (A) y hemorrágicos (B) en el parénquima pulmonar que no respetan la forma anatómica de los lobulillos.

1.2 Neumonía lobulillar o bronconeumonía

La forma neumónica lobulillar propuesta por Yates, W. D. en 1988, se presenta en algunas neumonías parasitarias, en neumonías por aspiración y en las bronconeumonías (neumonías aerógenas con distribución cráneoventral causadas por bacterias, micoplasmas y/o virus). En esta forma se acentúa la apariencia lobulillar del pulmón. Esta apariencia está causada por la afectación a severidad variable de los lobulillos originada por la evolución temporal de la neumonía de tal forma que ciertos lobulillos contienen un exudado purulento o fibrinoso (aspecto grisáceo), mientras que otros por consecuencia de una bronquiolitis obstructiva presentan una distensión alveolar que les da un aspecto blanquecino o un colapso que les da un aspecto pardo o rojizo. También, algunos lobulillos pueden estar rojos debido a la presencia de un exudado hemorrágico (8).

Dungworth (1993) propuso el término de bronconeumonía en lugar de la neumonía lobulillar, argumentando que el término bronconeumonía implica que la infección o invasión llegó por vía aerógena y por tanto, esta palabra brinda más información sobre la patogénesis que el vocablo lobulillar que se refiere a un patrón morfológico. Además, los lobulillos afectados pueden llegar a ser confluentes y abarcar grandes zonas neumónicas con distribución cráneoventral como las bronconeumonías. Sin embargo, la lesión lobulillar es morfológica y más objetiva, pues es lo que se observa en la necropsia e implica que la lesión se va diseminando a través de los lobulillos y por tanto, sugiere una diseminación de una infección o invasión igualmente aerógena. Dada la resemblanza morfológica, de distribución y de la patogénesis entre estas dos clasificaciones, Dungworth propuso el cambio de nombre y también se incluyeron juntas en este texto.

Ejemplos:

Neumonías por:
- *P. multocida*
- *Arcanobacterium pyogenes* (anteriormente *Actinomyces p*)
- *Rhodococcus equi*
- *Bordetella bronchiseptica*
- Estreptococos
- Estafilococos
- *E. coli*
- *Mycoplasma hyopneumoniae*

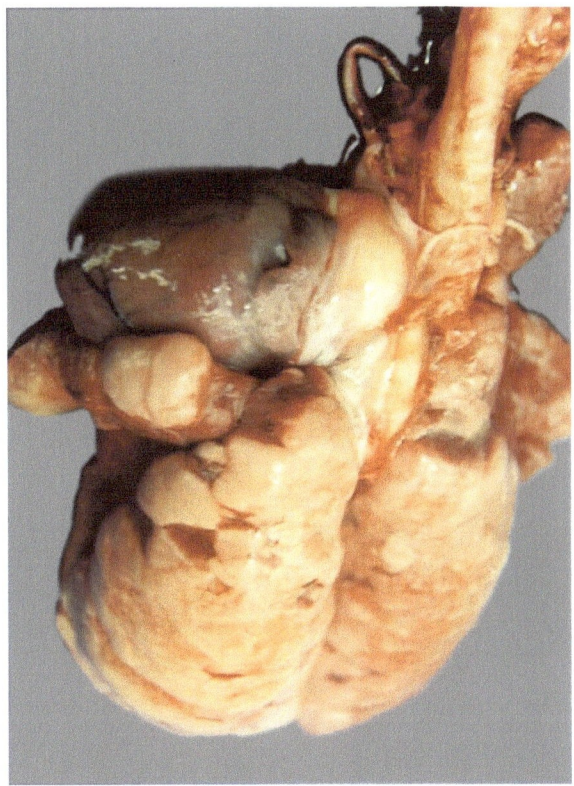

Figura 2. Neumonía lobulillar: Pulmón de cerdo con zonas de neumonía deprimidas, rojizas con forma de los lobulillos, algunos son confluentes y dan una apariencia de distribución cráneoventral.

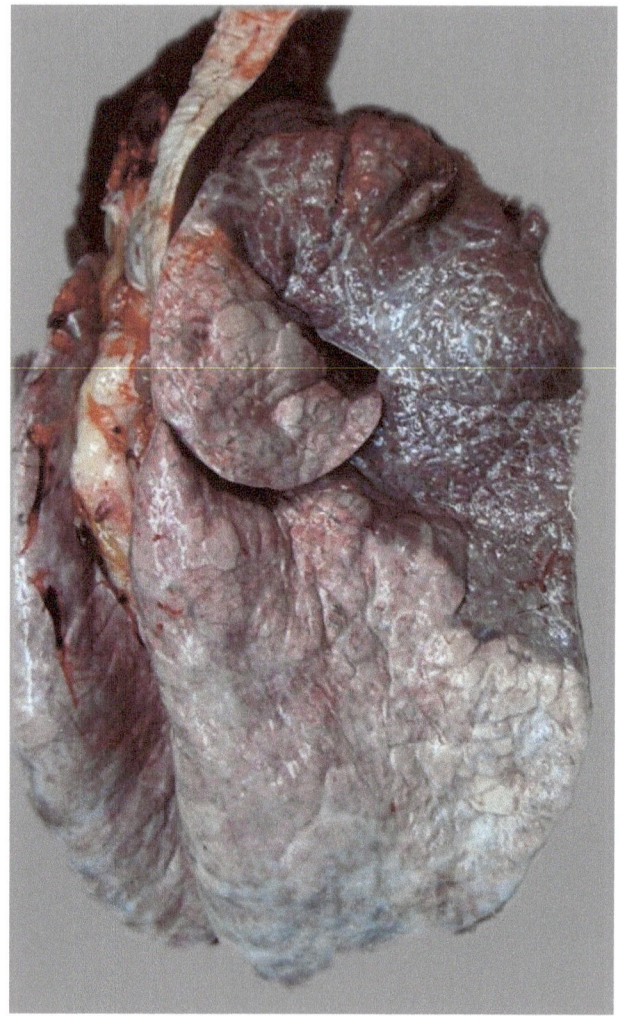

Figura 3. Bronconeumonía. Pulmón de bovino con zona neumónica rojiza con distribución cráneoventral.

1.3 Neumonía lobular (sinónimo: neumonía fibrinosa)

Esta forma neumónica consiste de una bronconeumonía aguda y severa que afecta grandes porciones del lóbulo, todo un lóbulo o varios lóbulos pulmonares. La distribución de las lesiones es craneoventral y a la palpación el pulmón está tumefacto y muy duro. Aunque la consolidación es difusa y uniforme, el pulmón tiene una apariencia marmoleada con zonas pálidas de necrosis de coagulación o hemorrágicas. Además, los septos interlobulillares están distendidos por la presencia de fibrina y edema. La mayoría de estas neumonías presentan un exudado fibrinoso abundante en el parénquima pulmonar y sobre la pleura; por lo tanto, se les designan neumonías fibrinosas (8, 3).

Ejemplos:

Neumonías por:
- *Mannheimia haemolytica* (Mannheimiosis) anteriormente *Pasteurella haemolytica* (Pasterelosis bovina).
- *Actinobacillus* pleuropneumoniae (Pleuroneumonía porcina)
- *Histophilus somni* (anteriormente *Haemophilus somnus* (en bovinos)

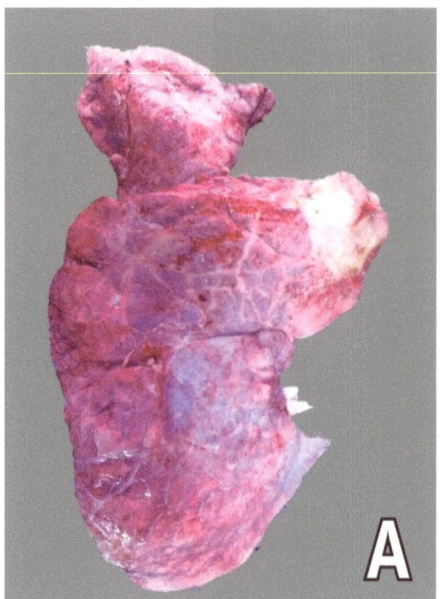 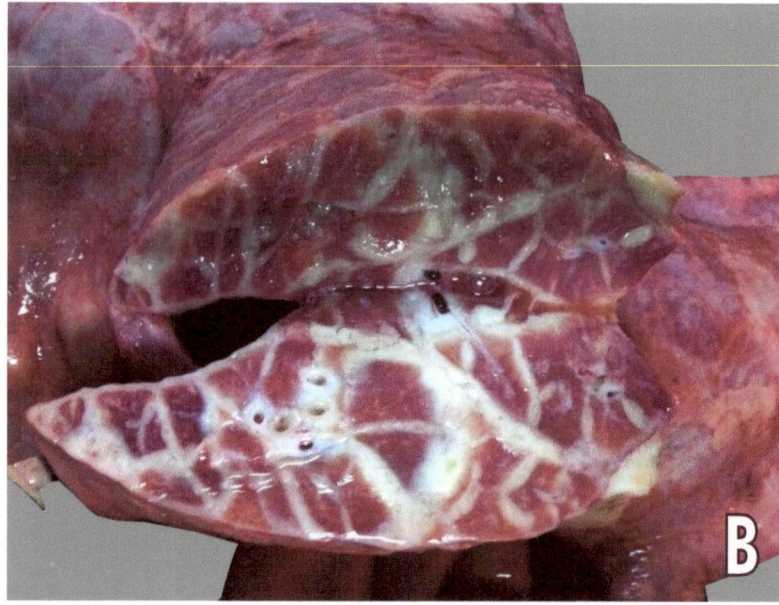

Figura 4. Neumonía fibrinosa. Pulmón de ovino. A). Apariencia rojiza con presencia de fibrina sobre la pleura, neumonía con distribución craneoventral que afecta los lóbulos craneal y medio y gran parte del lóbulo caudal. B. Corte transverso del lóbulo medio. Aspecto húmedo con demarcación y ensanchamiento severos de los espacios interlobulillares por edema y deposición de fibrina.

1.4 Neumonía difusa (neumonías virales y bacterianas septicémicas)

Se caracteriza debido a la terminología que le aplican como neumonía intersticial, alveolitis difusa (8, 3).

En esta forma, el término difuso significa que todo el pulmón o casi todo está afectado. Aunque las lesiones pueden ser focales y de severidad variable en diferentes regiones pulmonares, el término excluye la distribución extensiva de las formas focales, lobulillares o lobulares antes mencionadas. Aquí los pulmones están más grandes, pálidos o marmoleados, pueden o no presentar edema o enfisema. La periferia de los lóbulos está redondeada y a la palpación tienen una textura de caucho o de hule espuma blando. Esta forma de neumonía es la más difícil de identificar macroscópicamente.

Ejemplos:

- Maedi-Visna
- Adenomatosis pulmonar
- Moquillo (distemper)
- Influenza equina
- Parvovirus porcino.
- Coronavirus neumotrópico emparentado con el virus de la Gastroenteritis transmisible del cerdo.
- Neumonía del síndrome disgenésico del cerdo
- Salmonelosis
- Pasterelosis

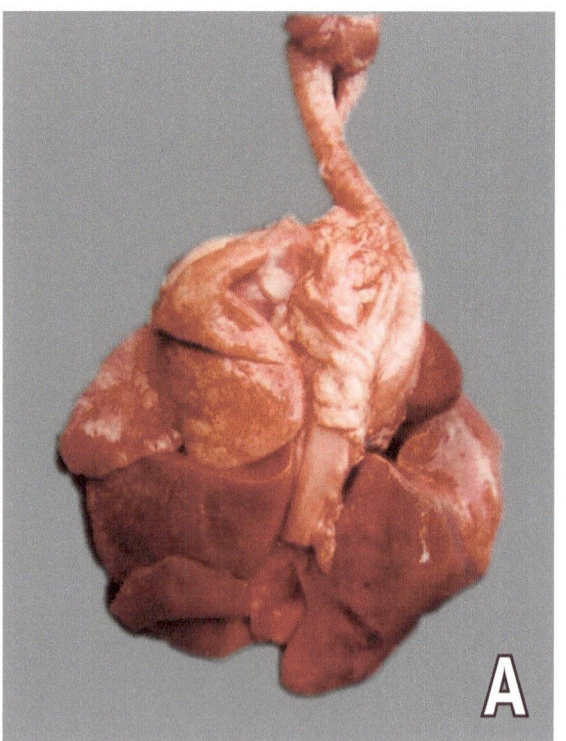 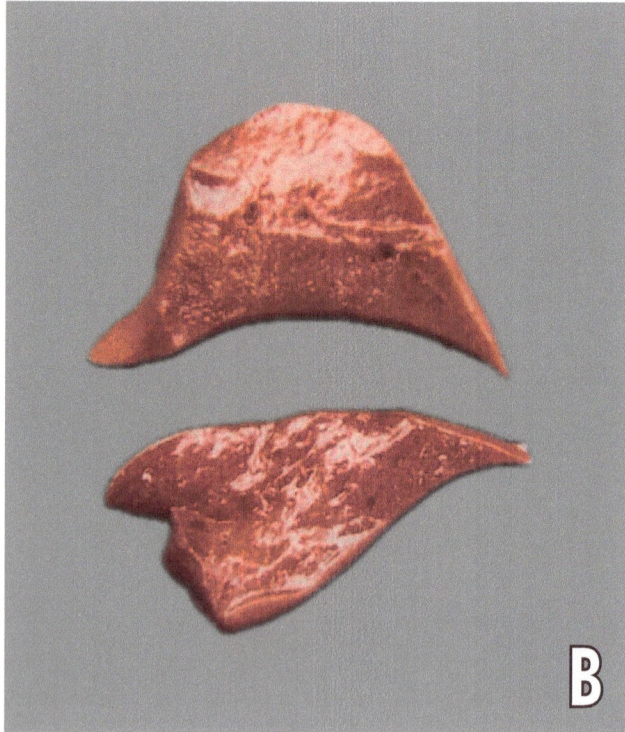

Figura 5. A) Pulmón de perro con neumonía difusa por Moquillo (Distemper). B) Corte de pulmón que muestra color rojizo y apariencia ligeramente carnosa.

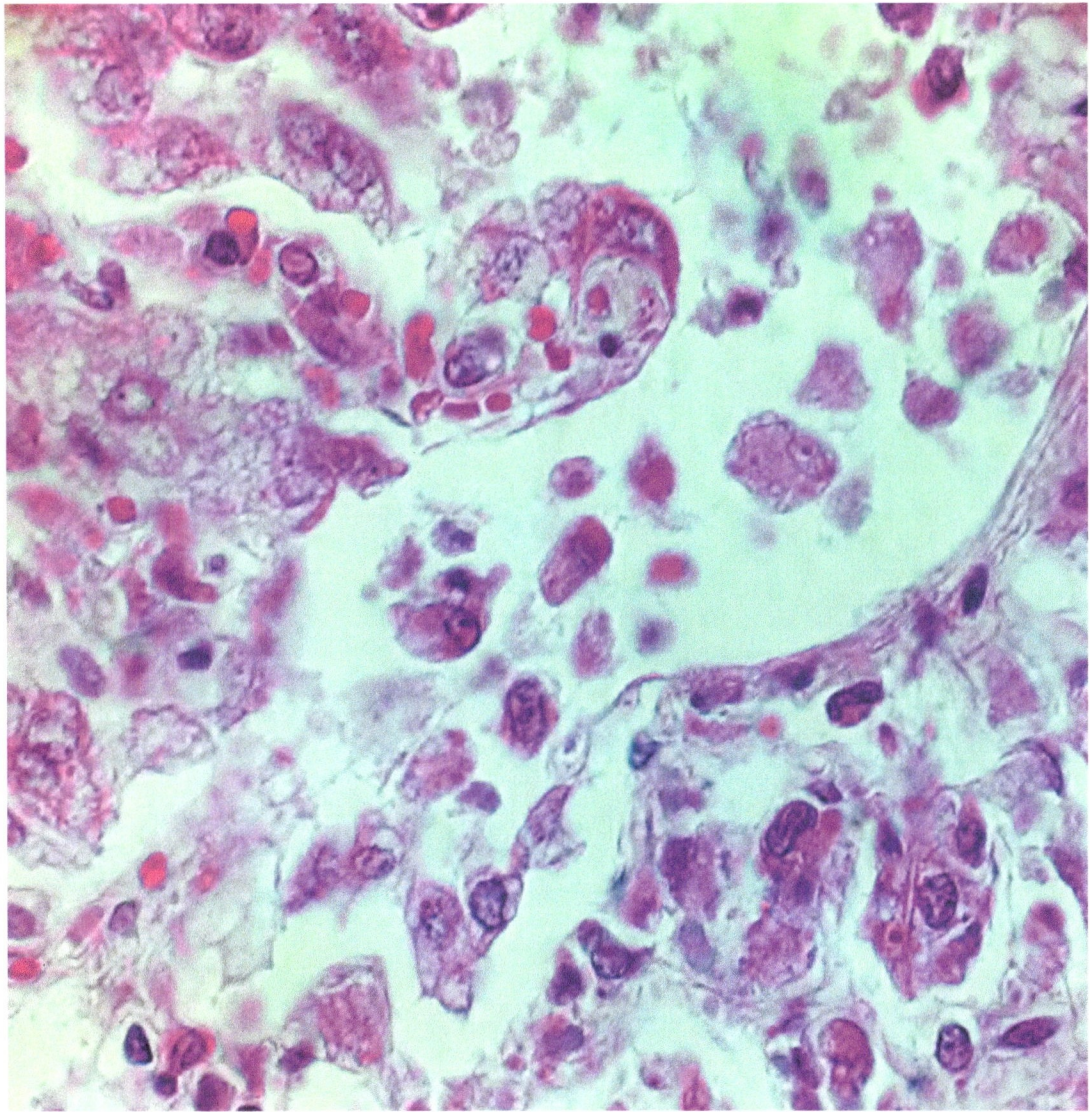

Figura 6. Bronquiolo de perro. Se observa gran cantidad de detritos celulares y células con corpúsculos de inclusión intracitoplasmáticos eosinofílicos. Col. HPS, con filtro de luz verde, 1000x.

CAPÍTULO 2

CLASIFICACIÓN DE NEUMONÍAS POR EL TIPO DE INFLAMACIÓN INCLUYE CARACTERÍSTICAS HISTOPATOLÓGICAS Y ALGUNAS CAUSAS

2 Clasificación de neumonías por el tipo de inflamación incluye características histopatológicas y algunas causas

Esta clasificación se puede dividir en dos grupos de neumonías:
1) Exudativas
2) Proliferativas

En el primer grupo de **neumonías exudativas**, el exudado puede ser de tipo seroso (catarral), fibrinoso, hemorrágico, purulento o necrótico y se encuentra en los alvéolos.

2.1 NEUMONÍAS EXUDATIVAS

2.1.1 Neumonía catarral o serocelular:

Esta neumonía se incluyó en este texto porque es poco descrita en la literatura, sin embargo, es muy frecuente en infecciones agudas virales y por micoplasmas, se caracteriza por la predominancia de un exudado serocelular. Los alvéolos están llenos de líquido seroso que no coagula y de una cantidad variable de células inflamatorias, principalmente macrófagos.

El aspecto macroscópico de los pulmones afectados es edematoso, moderadamente hipertrofiado, de color grisáceo o rojizo y con distribución cráneoventral por lo que puede ser clasificada también como bronconeumonía. A la palpación los pulmones están firmes. Los lóbulos craneales, accesorio y la parte craneal de los lóbulos caudales tienen una apariencia húmeda cuando son cortados, al presionarlos, resume una cantidad considerable de líquido seroso (7, 4). Este tipo de neumonía serocelular se observa en casos de agudos de neumonías por Micoplasmas como la neumonía enzoótica porcina y de infecciones respiratorias virales como la influenza. En un estudio para conocer la causa de este tipo de neumonía en cerdos, se encontró que solamente 33% de 75 pulmones con neumonía serocelular, fueron positivos por inmunohistoquímica a *Mycoplasma hyopneumoniae*, 33% al virus de influenza clásica porcina y en 33% de estos pulmones no se detectó ninguno de estos dos agentes (4).

Ejemplos:

- Fase inicial (aguda) de infecciones virales
- Neumonía enzoótica del cerdo (*Mycoplsama hyopneumoniae*)
- Influenza porcina
- Insuficiencia cardiaca en varias especies

Diferentes apariencias de la neumonía serocelular

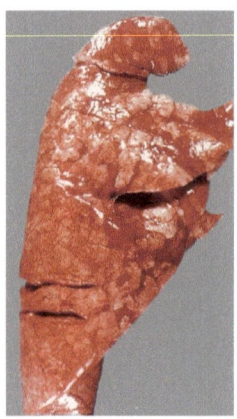

Figura 7. Pulmón de cerdo. Neumonía con distribución craneoventral y coloración rojiza.

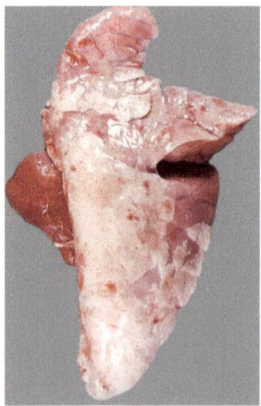

Figura 8. Pulmón de cerdo. Neumonía con distribución craneoventral y coloración grisácea.

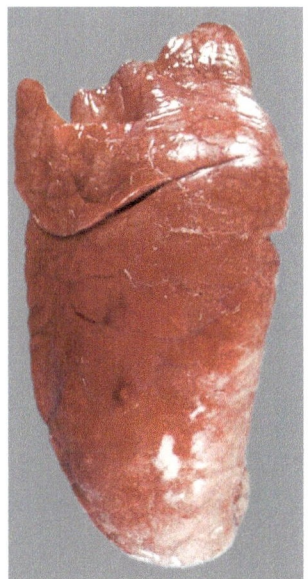

Figura 9. Pulmón de cerdo. Neumonía con distribución difusa y coloración rojiza.

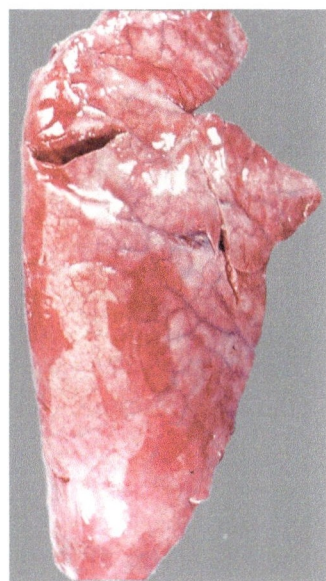

Figura 10. Pulmón de cerdo. Neumonía con distribución difusa y coloración grisácea.

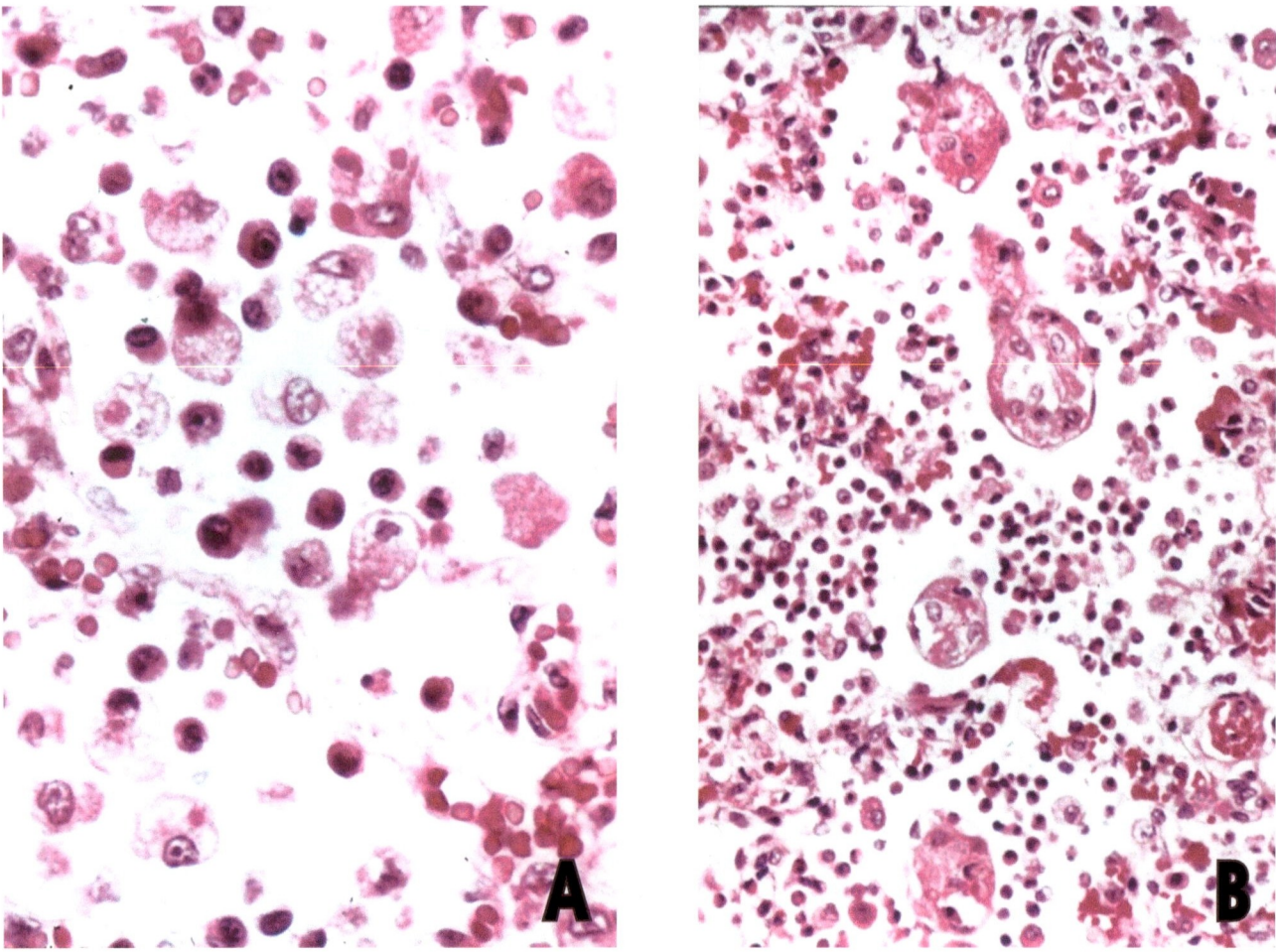

Figura 11. Pulmón de cerdo. A y B) Se muestran alvéolos con exudado compuesto de macrófagos con citoplasma espumoso y algunos linfocitos, plasmocitos y neutrófilos. Col. HPS, 600x. Presencia de manojos de fibrina y exudado mixto en la luz alveolar. Col. HPS, 400x.

2.1.2 Neumonía hemorrágica:

Se caracteriza por contener eritrocitos en los alvéolos, esta lesión puede ser parte de las neumonías fibrinosas y necróticas (3). En lesiones más crónicas, la proliferación de neumocitos tipo 2 también puede acompañar a estas lesiones (4).

Ejemplos:

Neumonías fibrinohemorrágicas y necróticas por:
- *Mannheimia haemolytica antes Pasteurella h* (Pasterelosis bovina)
- *Actinobacillus pleuropneumoniae* (Pleuroneumonía porcina)
- *Histophilus somni* antes *Haemophillus somnus* (neumonía en bovinos)
- Neumonía proliferativa y necrótica del cerdo

PLEURONEUMONIA PORCINA

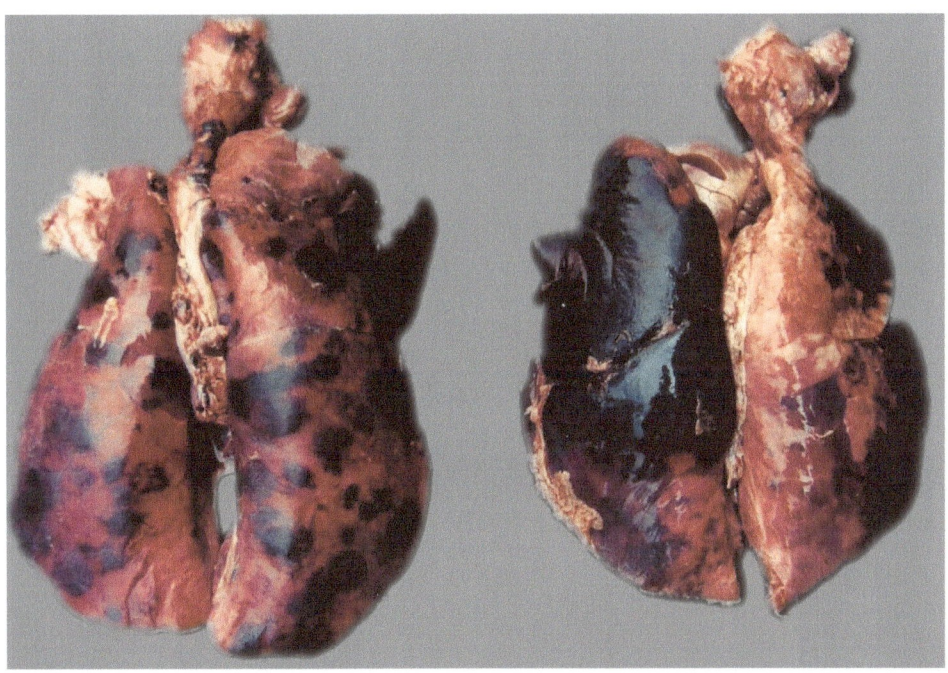

Figura 12. Pleuroneumonía porcina. Neumonía fibrinohemorrágica y necrótica multifocal o lobular por *Actinobacillus pleuropneumoniae.*

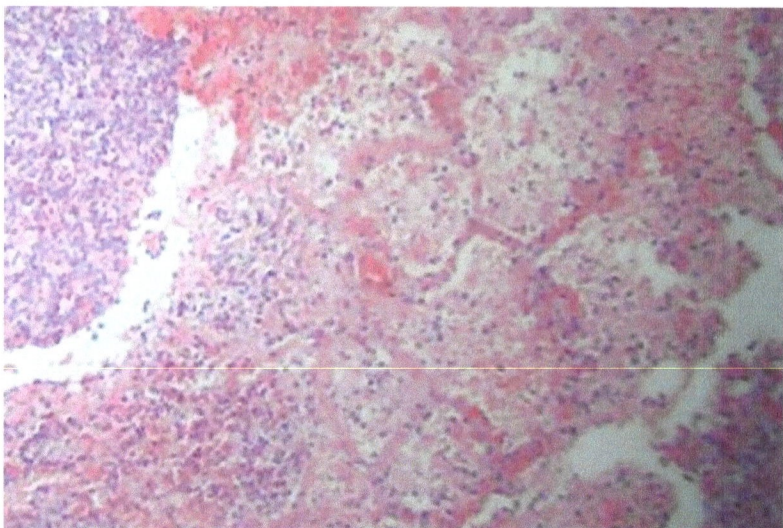

Figura 13. Corte histológico de pulmón con pleuroneumonía porcina. Se observa necrosis del parénquima pulmonar y gran cantidad de fibrina. Col. HE, 200x.

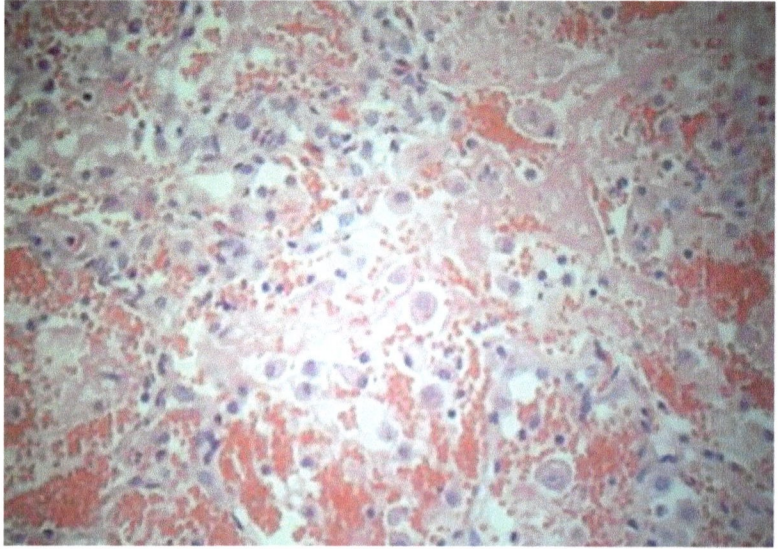

Figura 14. Corte histológico de pulmón con pleuroneumonía porcina. Se observan hemorragias, fibrina y algunos macrófagos alveolares. Col. HE, 400x.

2.1.3 Neumonía supurativa

Resulta de la entrada de microbios piógenos que causan un exudado seroso donde se infiltran rápidamente un número importante de neutrófilos quienes forman la pus y en ciertos casos forman los abscesos (3).

Ejemplos:

Neumonías por:
- *Pasteurella multocida*
- *Bordetella bronchiseptica*
- *Streptococcus suis*
- *Histophilus somni antes Haemophillus somnus*

2.1.4 Neumonía gangrenosa

Es causada principalmente por la aspiración de material extraño que contiene bacterias saprófitas de la putrefacción, pero también puede ser una complicación de otros tipos de neumonías, sobretodo cuando hay necrosis extensiva (3).

Ejemplos:

- Neumonías por aspiración
- Neumonía necrótica por *Fusobacterium n.*

2.1.5 Neumonía granulomatosa y piogranulomatosa

Es causada por organismos o partículas que no pueden ser eliminados normalmente por fagocitosis y que inducen una inflamación local principalmente por macrófagos, linfocitos, algunos neutrófilos y células gigantes multinucledas. Presenta uno o varios granulomas o piogranulomas principalmente causados por bacterias, por una micosis o por larvas de parásito muertas (5, 3). La vía de entrada puede ser aerógena o hematógena, debido a esto López (2007) la clasifica en un tipo de neumonía aparte. En el caso de tuberculosis pulmonar, generalmente los nódulos linfoides mediastínicos también están afectados.

Ejemplos:

Neumonías por:
- Tuberculosis (*M. bovis* y *M. tuberculosis*)
- *Rodococcus equi* (neumonía piogranulomatosa en equinos)
- *Arcanobacterium pyogenes* antes *Actinomyces pyogenes*
- Micosis
- Linfadenitis caseosa (*Corynebacterium ovis*)

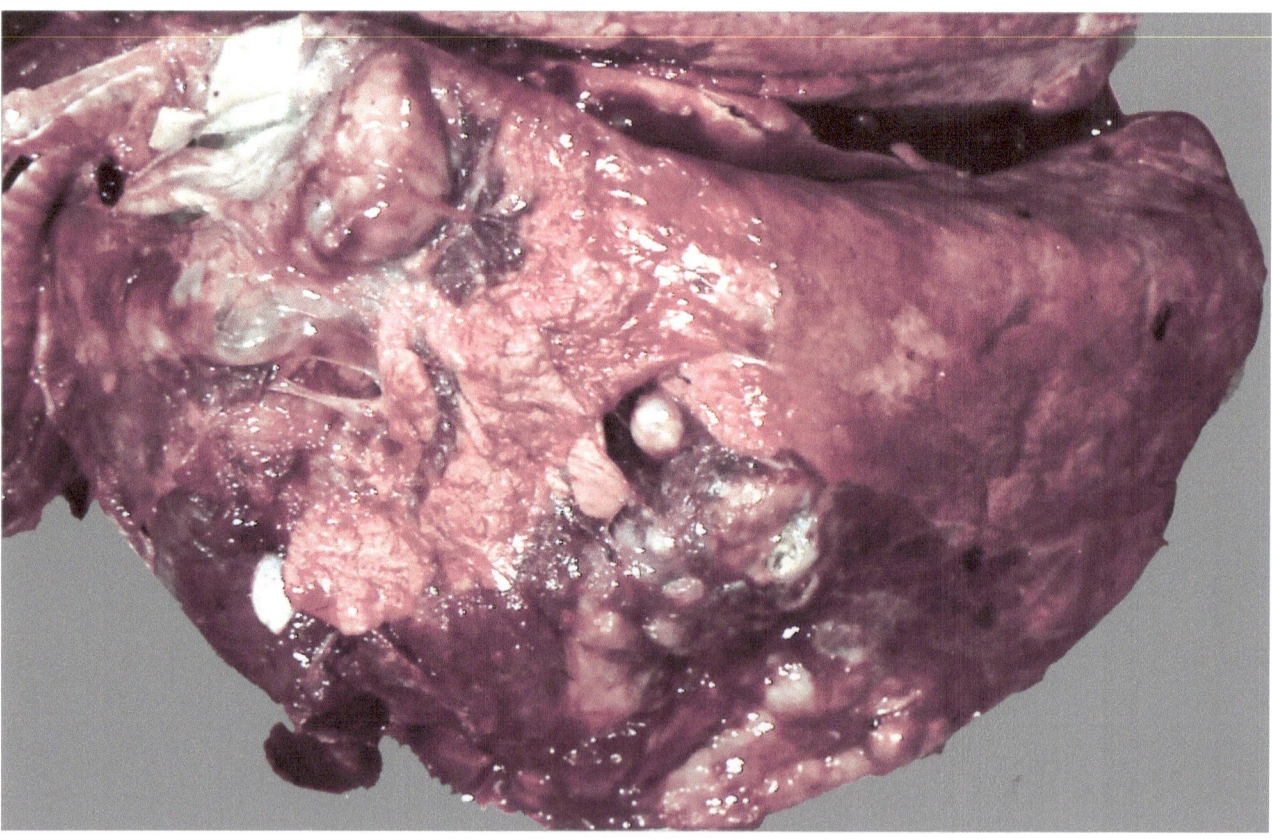

Figura 15. Neumonía piogranulomatosa: Pulmón de bovino con presencia de múltiples piogranulomas. Causada por *A. pyogenes*.

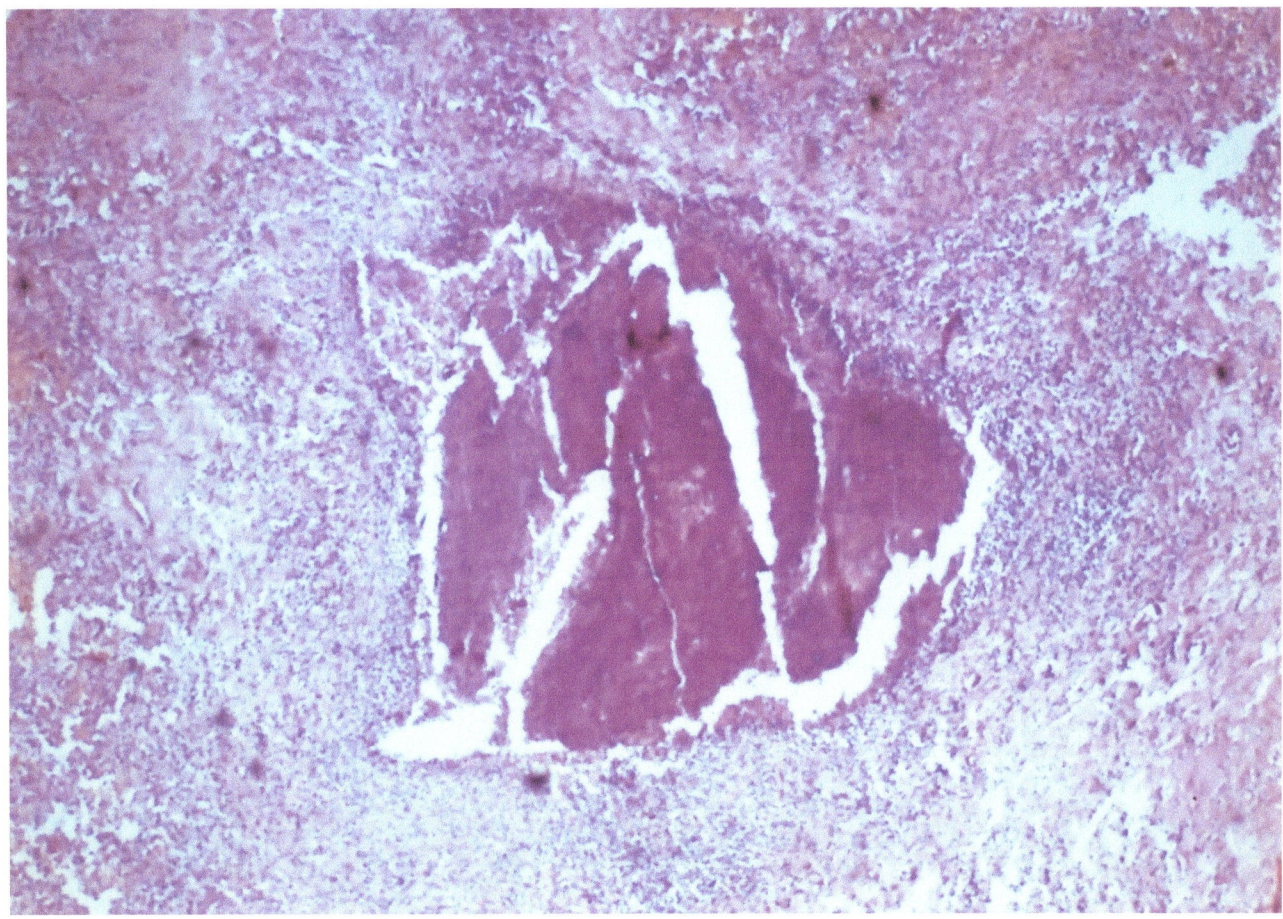

Figura 16. Neumonía piogranulomatosa por *A. pyogenes*. Corte histológico de un piogranuloma. En el centro se observa el material necrótico proteico (detritos celulares y bacterias), rodeado de células inflamatorias (células epteliodes, linfocitos y neutrófilos). Col. HE, 100x.

2.2 NEUMONÍAS PROLIFERATIVAS

Este segundo grupo incluye las neumonías broncointersticiales, intersticiales y proliferativas. En estas neumonías existe una proliferación de las células que habitan el pulmón, ya sea de neumocitos tipo II o de fibroblastos y leucocitos (macrófagos y linfocitos) dentro del tejido intersticial alveolar o pulmonar.

2.2.1 Neumonías Proliferativas

Un tipo de neumonía proliferativa y necrótica se reportó por primera vez en cerdos de Québec, Canadá (6). En México todavía no se ha reportado. Esta neumonía se caracteriza por presentar una proliferación marcada de neumocitos tipo II que recubren los alvéolos, dándoles una apariencia que asemeja a acinos glandulares; es decir, los alvéolos son recubiertos por un epitelio cúbico (6; 4). Esta proliferación de neumocitos tipo II también se puede observar en neumonías crónicas y necróticas en fase de regeneración.

En un estudio para conocer la causa de este tipo de neumonía en cerdos, se encontró que solamente 2% de 60 pulmones con neumonía necrótica y proliferativa, fueron positivos por inmunohistoquímica al virus de influenza porcina (SIV), 92% por hibridación *in situ* al virus del Síndrome disgenésico del cerdo (PRRSV) y 25% al Circovirus (2).

Otro ejemplo de neumonía proliferativa es la Adenomatosis pulmonar de los ovinos, donde igualmente se presenta una proliferación marcada de los neumocitos tipo II.

Ejemplos:

- Adenomatosis pulmonar ovina
- Neumonía necrótica y proliferativa del cerdo (PPN)

Neumonía necrótica y proliferativa del cerdo (PPN)

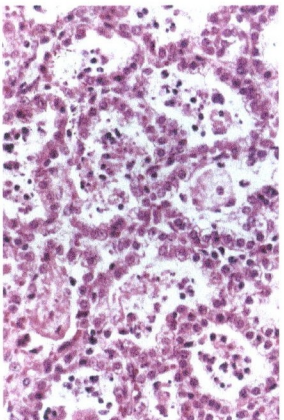

Figura 17. Proliferación marcada de neumocitos tipo 2 que da una apariencia glandular a los alvéolos. Col. HPS, 400x.

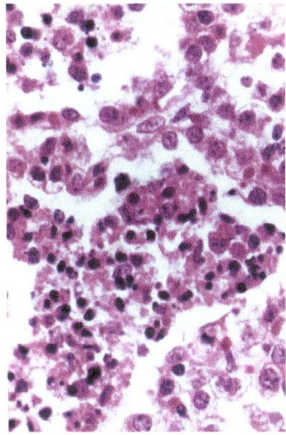

Figura 18. Exudado compuesto de gran cantidad de detritos celulares. Col. HPS, 600x.

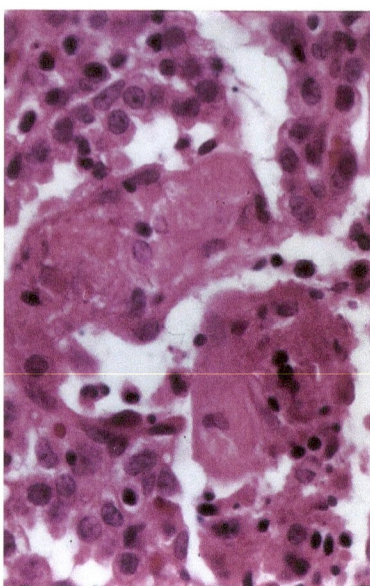

Figura 19. Manojos de fibrina en los alvéolos. Col. HPS, 600x.

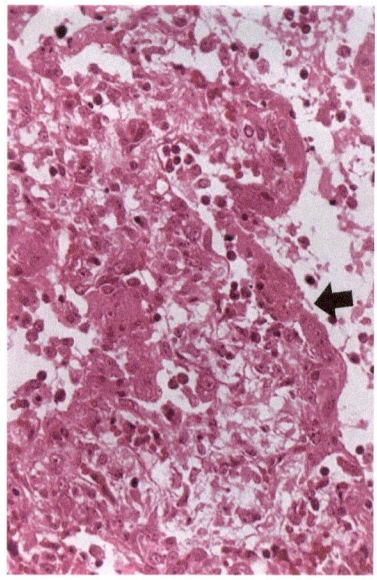

Figura 20. Membrana hialina recubriendo el epitelio bronquiolar (flecha). Col. HPS, 400x.

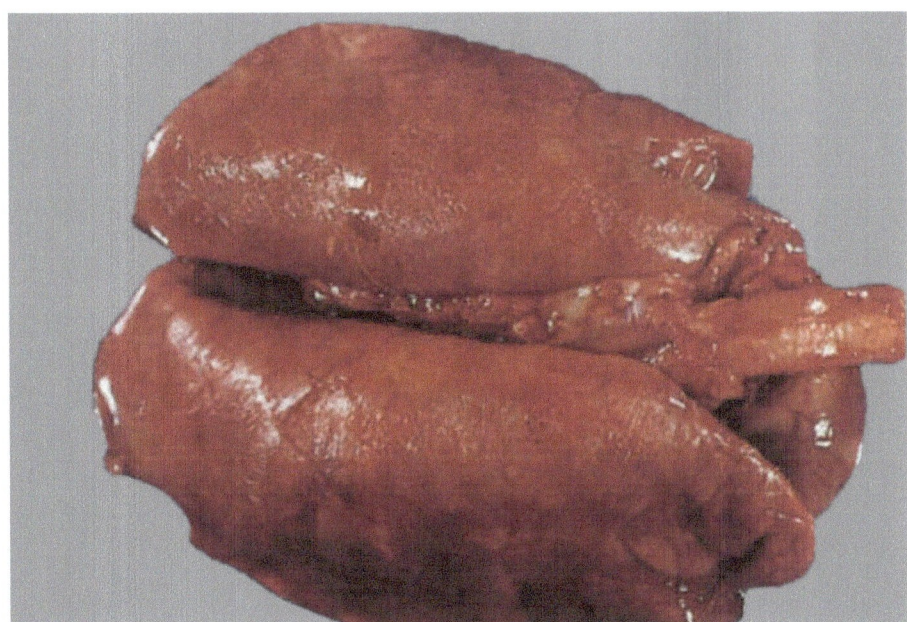

Figura 21. Pulmón de cerdo con aspecto no colapsado, carnoso y color rojizo.

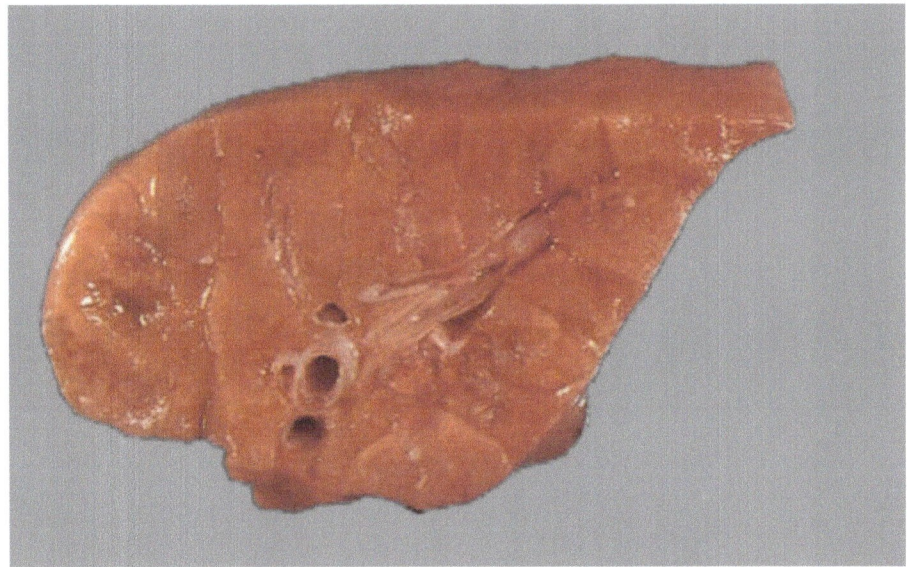

Figura 22. Corte de pulmón de cerdo con apariencia carnosa, a la palpación pulmón de consistencia firme.

2.2.2 Neumonías broncointersticiales

Este tipo de neumonías comparten características histológicas entre la bronconeumonía y la neumonía intersticial. Son neumonías aerógenas virales y micoplasmáticas que presentan lesiones en las vías respiratorias.

A la histopatología se caracteriza por neumonía intersticial con gran cantidad de células linfoides en el septo alveolar y aumento de tamaño de los manchones linfoides peribronquiolares y peribronquiales (tejido linfoide asociado a los bronquios).

Ejemplos:

Infecciones por:

- Virus Respiratorio Sincitial RSV en Bovinos y Ovinos
- Virus de Distemper Canino
- Virus de Influenza en Caballos y Cerdos
- *Mycoplasma hyopneumoniae*

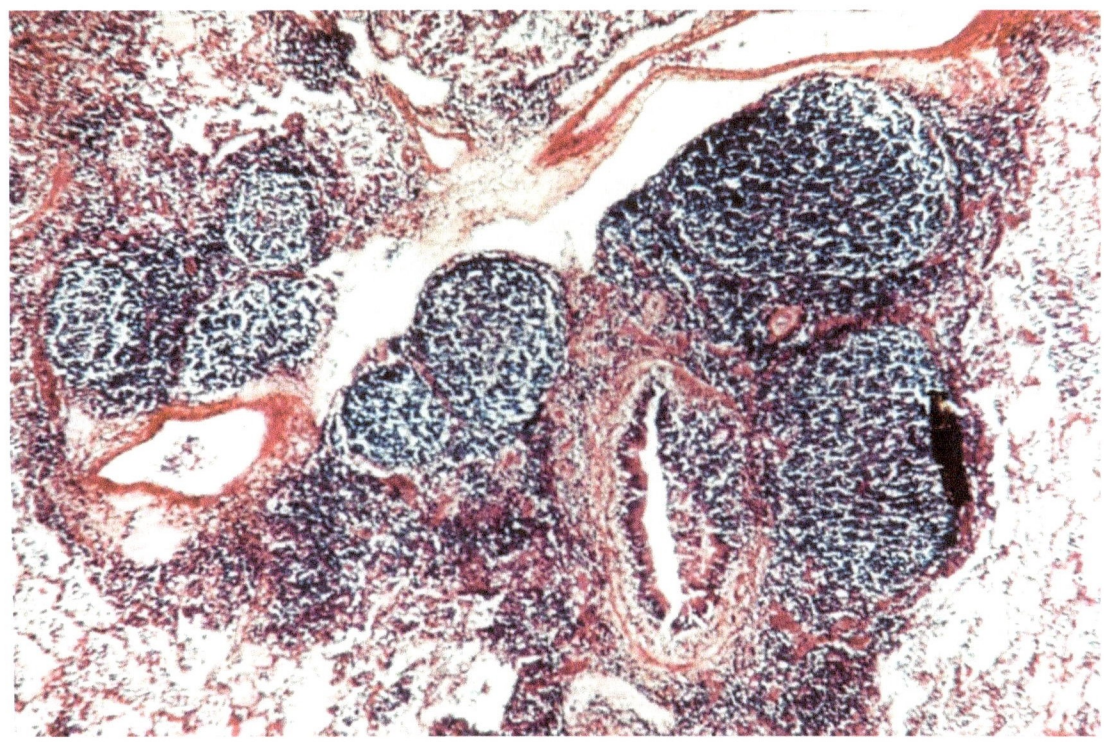

Figura 23. Pulmón de cerdo con Neumonía broncointersticial. Se observa una hiperplasia linfoide severa peribronquiolar y perivascular, infiltración linfocitaria en la pared del bronquiolo. Infección por *Mycoplasma hyopneumoniae*. Col. HPS, 200x.

2.2.3 Neumonías Intersticiales o difusas:

Intersticial: con ensanchamiento de septo alveolar, generalmente por infiltración de células inflamatorias mononucleares.

Difusa: con distribución diseminada en gran parte del pulmón.

La neumonía intersticial se refiere a un proceso inflamatorio en la pared alveolar, puede ser de origen aerógeno (por gases tóxicos o humos) o hematógeno (como viremias y septicemias).

Dunworth, propone el término de neumonía intersticial en sustitución de la neumonía difusa. Sin embargo, la neumonía intersticial no indica la distribución si no más bien el tipo de inflamación, por lo que se debería de incluir en la clasificación por el tipo de inflamación de las neumonías y no en la clasificación por la distribución de la neumonía. Aunque se sabe que las neumonías intersticiales generalmente muestran una distribución difusa. No obstante, la utilización de la terminología y de las clasificaciones se deja a criterio del Diagnosticólogo o Médico Veterinario, lo que sí es importante es que conozcan las equivalencias entre las diferentes clasificaciones.

Ejemplos:

- Neumonías virales por viremia
- Neumonías bacterianas por septicemia

En porcinos:

- Virus del síndrome disgenésico
- Síndrome del ojo azul
- Coronavirus respiratorio porcino (animales jóvenes)
- Virus de la encéfalomiocarditis
- Parvovirus porcino
- Salmonelosis (septicemia por *Salmonella cholerasuis*)
- Influenza clásica (Ortomyxovirus)
- Neumonía enzoótica porcina (*Mycoplasma hyopneumoniae*)

En Bovinos:

- Neumonía por el virus sincitial respiratorio bovino (RSV)
- Neumonía por el virus de la parainfluenza-3 (PI-3)
- Neumonía intersticial bovina
  - Por neumotoxinas (3-metil indol)
  - Plantas tóxicas
- Neumonía intersticial crónica de los bovinos
  - Inhalación de polvo
  - Inhalación de heno con esporas de *Micropolyspora faeni* y otros actinomicetos

En ovinos:

- Maedi (retrovirus no oncogénico)
- Neumonías parasitarias (*Muellerius capillariis*)
- Neumonía por el virus PI-3

En caprinos:

- Complejo Artritis-Encefalitis Caprina (Retrovirus)
- Neumonías parasitarias (*Muellerius capillaris*)
- Neumonías por el virus PI-3

En equinos:

- Neumonía experimental en ponies con *Chlamydia psitaci*
- Influenza equina en potros
- Enfermedad obstructiva crónica del caballo
- 3-metil-indol, alergia a polvos y a *Micropolyspora faeni*
- Rinoneumonitis equina (Herpesvirus 1 y 4 (EHV-1 y EHV-4)
- Neumonía por Adenovirus

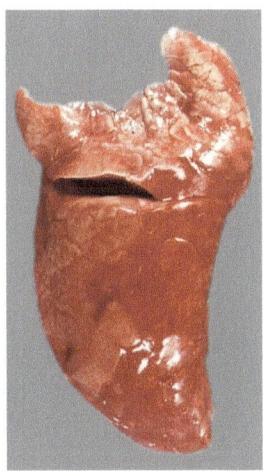

Figura 24. Pulmón de cerdo con neumonía intersticial. Note la coloración rojiza con distribución dorso caudal.

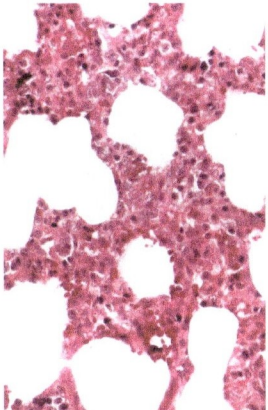

Figura 25. Pulmón de cerdo con neumonía intersticial. Se observa engrosamiento marcado de las paredes alveolares por infiltración de células mononucleares. Col. HPS, 400x.

Al examinar el tejido pulmonar utilizando en conjunto estas dos clasificaciones; por patrón morfológico y por tipo de inflamación, normalmente se puede identificar una condición patológica, ya que brindan pistas de la ruta de exposición o/y de la probable etiología, de la patogénesis, alteraciones de la función pulmonar, secuelas, similitudes con otras enfermedades y ayudan a establecer el diagnóstico diferencial, para poder solicitar estudios de laboratorio complementarios y finalmente establecer el diagnóstico.

CAPÍTULO 3
CLASIFICACIÓN BASADA EN LA VÍA DE ENTRADA DEL AGENTE AL PULMÓN

3 Clasificación basada en la vía de entrada del agente al pulmón

Se agrupan en cuatro tipos:
1) Bronconeumonía
2) Neumonía intersticial
3) Neumonía embólica
4) Neumonía granulomatosa

Utilizando esta clasificación es posible predecir la causa, las rutas de entrada y las posibles secuelas (5).

3.1 Bronconeumonía

Se refiere particularmente cuando el daño y la inflamación ocurren primariamente en los lúmenes bronquial, bronquiolar y alveolar. La consistencia de las bronconeumonías puede ser firme o dura. Pueden tener varios patrones de distribución de la inflamación, pueden ser craneoventrales, multifocales (como la neumonía embólica), difusa (como la neumonía intersticial) o localmente extensiva (como la neumonía granulomatosa). También pueden ser subdivididas en: bronconeumonía supurativa y bronconeumonía fibrinosa (5). En esta clasificación, las bronconeumonías prácticamente agrupan a todas las neumonías de origen aerógeno, en comparación con las clasificaciones anteriores, la neumonía focal, la neumonía lobulillar y la neumonía lobular son parte del grupo de las bronconeumonías propuestas por López (2007).

3.2 Neumonía intersticial

La neumonía intersticial se refiere a un proceso inflamatorio en la pared alveolar, puede ser de origen aerógeno (por gases tóxicos o humos) o hematógeno (como viremias y septicemias) y la textura puede ser elástica o de caucho. Este tipo de neumonía no se ha reclasificado y concuerda con la neumonía intersticial de las clasificaciones anteriores, excepto en la clasificación de Yates, donde se le asignó el término de neumonía difusa debido a que generalmente tiene esta distribución.

3.3 Neumonía embólica

En esta clasificación este tipo de neumonía la separan de las otras neumonías, ya que se refiere a una neumonía hematógena con inflamación centrada en las arteriolas y capilares alveolares, que puede ser multifocal distribuida en todos los lóbulos pulmonares. Por su distribución multifocal también se clasifica como neumonía multifocal en las clasificaciones anteriores.

3.4 Neumonía granulomatosa

Aquí, este tipo de neumonía se separa de las bronconeumonias, ya que puede ser aerógena o hematógena, aunque también puede ser clasificada en el grupo de las neumonías exudativas o focales.

Por las características de la inflamación y por la distribución puede ser clasificada como granulomatosa y multifocal de acuerdo a las primeras clasificaciones.

CAPÍTULO 4
CLASIFICACIÓN BASADA EN EL
PATRÓN DE LA INFLAMACIÓN

4 Clasificación basada en el patrón de la inflamación

Esta clasificación se basa principalmente en los patrones morfológicos de las neumonías, debido a que las lesiones macroscópicas e histológicas generalmente son suficientes para clasificar una condición patológica. También porque el patrón neumónico provee información importante para conocer la etiología, ruta de exposición al agente causal, patogénesis de la lesión y el efecto sobre la función pulmonar y las complicaciones y secuelas.

1. Bronconeumonía
     a) Bronconeumonía lobulillar
     b) Neumonía lobulillar (Neumonía lobular)
2. Neumonía intersticial
     a) Neumonía broncointersticial.

En esta clasificación, la neumonía focal, la neumonía lobulillar y la neumonía lobular son parte del grupo de las bronconeumonías, sin embargo se propone el término de neumonía lobulillar en lugar de la neumonía lobular de las clasificaciones anteriores. No obstante, la neumonía lobulillar corresponde a la neumonía fibrinosa y a la neumonía lobular.

Las neumonías intersticiales y broncointersticiales corresponden a las descripciones macroscópicas y microscópicas descritas en las clasificaciones anteriores; por tal motivo no son descritas ni discutidas aquí.

Tabla 2. Diferencias entre las clasificaciones de neumonías y sus equivalencias

POR PATRÓN MORFOLÓGICO		POR TIPO DE INFLAMACIÓN	POR VÍA DE ENTRADA Y SITIO DE LESIÓN PRIMARIA	POR PATRÓN DE LA INFLAMACIÓN
Clasificación de Yates, W. D. (1988)	Clasificación de Dungworth, D. L. (1993)		Clasificación de López MA (2007)	Clasificación de Caswell, JL y Williams, KJ (2007)
1. Neumonía focal (incluye las N. Granulomatosa y Embólica)	**1. Bronconeumonía** (incluye la neumonía focal y lobulillar)	**1. Exudativas:** —N. catarral o serocelular —N. hemorrágica —N. supurativa —N. gangrenosa —N. granulomatosa y piogranulomatosa	**1. Bronconeumonía** (incluye la N. lobular o fibrinosa)	**1. Bronconeumonía** a) Bronconeumonía lobulillar
2. Neumonía lobulillar			**2. N. Granulomatosa**	
			3. N. Embólica	
3. Neumonía lobular	**2. Neumonía lobular** (*lobar pneumonia*)	—N. Fibrinosa		b) Neumonía lobulillar
4. Neumonía difusa	**3. Neumonía intersticial** (sustituye a la difusa)	**3. Proliferativas:** N. Proliferativas N.Broncointersticiales N. Intersticiales	**4. N. Intersticial** -N. Broncointersticial	**2. N. Intersticial** -N. Broncointersticial

CAPÍTULO 5

NEUMONÍAS POR ESPECIES Y AGENTE

5 Neumonías por especies y agente

5.1 Neumonías virales

5.1.1 Neumonías virales en bovinos y ovinos

Neumonías virales en bovinos

Etiología: PI-3 y RSV

Lesiones: bronconeumonía lobulillar diseminada de tipo catarral.

RSV: bronquiolitis necrótica y obliterante con pólipos fibrosos (secuela), induce la formación de células gigantes sinciciales en epitelio bronquiolar y alveolar. Estas células pueden presentar corpúsculos de inclusión acidofílicos intracitoplasmáticos.

Infecta epitelios bronquiolares, alveolares (neumocitos tipo 1 y tipo 2) y macrófagos.

Complejo respiratorio del becerro

Sinónimo: Neumonía enzoótica

Etiología: Multietiológico:

Virus: RSV, IBR, BVD, Adenovirus, Rhinovirus, Reovirus

Mycoplasmas y Ureaplasmas: *M. dispar, M. bovis y M. bovirhinis*

Bacterias: *Pasteurella m, Mannheimia haemolytica, Histophilus somni, Arcanobacterium pyogenes, Fusobacterium necrophorum.*

Lesiones: Las neumonías virales al principio de la infección inducen una neumonía serocelular que evoluciona a intersticial y según el agente implicado:

Pasteurella m. e *Histophilus somni* y	→	Neumonía purulenta.
Arcanobacterium pyogenes	→	Neumonia piogranulomatosa
Mannheimia haemolytica	→	Neumonía fibrinohemorrágica
Fusobacterium necrophorum	→	Neumonía necrótica.

Rinotraqueitis infecciosa bovina (IBR)

Etiología: Herpesvirus-3

Lesiones: Cavidad nasal: sinusitis mucopurulenta

Laringe: laringitis fibrinonecrótica

Traquea: traqueitis necrótica (de coagulación) severa

Tumor endémico etmoidal retroviral de los ovinos y caprinos

Etiología:	Retrovirus
Lesiones:	Proliferación celular en la parte posterior nasal.
	Adenocarcinoma medianamente diferenciado.

Maedi

Sinónimo:	Neumonía progresiva
Etiología:	Lentivirus (retrovirus no oncogénico)
Lesiones:	Neumonía intersticial difusa linfocitaria con hiperplasia e hipertrofia de fibras musculares de bronquiolos y canales alveolares

Neumonía enzoótica de los ovinos y caprinos

Sinónimos:	Neumonía atípica
	Neumonía proliferativa
Etiología:	Multietiológica
	Virus: PI-3, Adenovirus, Reovirus y RSV.
	Mycoplasmas: *M. ovipneumoniae* y *M. mycoides var. Mycoides*.
	Chlamidias: *C. psitaci*.
	Bacterias: *Mannheimia haemolytica*.
Lesiones:	Bronconeumonía crónica. Abundante exudado mucopurulento en los bronquios. Las lesiones abarcan ambos lóbulos apicales y con menor frecuencia los cardíacos e intermedio las zonas afectadas se muestran de color rojo púrpura, muy firmes a la palpación, perfectamente delimitadas del tejido sano.

5.1.2 Neumonías virales en cerdos

Influenza Porcina

Etiología:	Virus de la influenza porcina de la familia *Orthomyxoviridae*
Lesiones:	Neumonía serocelular con evolución a broncointersticial. Los pulmones pueden estar hiperémicos, edematosos, de color rojo o gris, no colapsan totalmente al abrir el tórax y presentan una textura algo elástica.

Síndrome reproductivo y respiratorio del cerdo (PRRS)

Etiología: Virus del PRRS de la familia *Arteviridae*. Genero *Artevirus*

Lesiones: Pulmones no colapsados, de mayor firmeza y moteados de una coloración ploma. En casos más severos los pulmones se ven rojos bronceados y puede haber edema interlobulillar separando y demarcando los lobulillos. Las lesiones son más marcadas en la parte anterior de los pulmones.

5.1.3 Neumonías virales en Caninos y felinos

Distemper – Morbillivirus, Familia Paramyxoviridae (perro)

Hepatitis Canina — Adenovirus canino tipo 2 (perro)

Lesiones: Traqueobronquitis y neumonía serocelular a broncointersticial transitoria.

5.1.4 Neumonías virales en Caballos

Influenza equina

Etiología: Virus Influenza A, familia *Orthomyxoviridae*

Lesiones: Leve traqueitis o una leve neumonía broncointersticial.

Rinoneumonitis equina

Etiología: Virus de la rinoneumonitis equina herpesvirus tipo 2 de la subfamilia Alphaherpesvirinae familia Herpesviridae

Lesiones: Leve traqueitis o una leve neumonía broncointersticial.

Arteritis equina

Etiología: Virus de la arteritis equina virus ARN clasificado en la familia Arteriviridae.

Lesiones: Leve traqueitis o una leve neumonía broncointersticial.

5.2 Neumonías Bacterianas

5.2.1 Neumonías Bacterianas en bovinos y ovinos

Mycoplasmosis respiratoria en bovinos y ovinos

Etiología: *Mycoplasma dispar, ovipneumoniae*
Lesiones: Neumonía serocelular a broncointersticial con hiperplasia linfoide marcada.

5.2.2 Neumonías Bacterianas en Cerdos

Neumonía Enzootica

Etiología: *Mycoplasma hyopneumoniae*
Lesiones: Neumonía serocelular inicial, purulenta si hay complicación con otras bacterias y broncointersticial en estadios crónicos.

Bordetelosis

Etiología: *Bordetella bronchiseptica*
Lesiones: Bronconeumonía purulenta

Pleuroneumonía Contagiosa Porcina (PCP)

Etiología: *Actinobacillus pleuropneumoniae*
Lesiones: Neumonía o pleuroneumonía supurativa hemorrágica y necrotizante.

Enfermedad de Glässer

Etiología: *Haemophilus parasuis*
Lesiones: Bronconeumonía supurativa con pleuritis fibrinosa.

Infección por Streptococcus suis

Etiología: *Streptococcus suis*
Lesiones: Bronconeumonía supurativa/abscedativa.

5.2.3 Neumonías Bacterianas en perros y gatos

- Agentes causales principales:
    - *Bordetella bronchiseptica* (perro)
    - *Pasteurella multocida* (perro y gato)
    - *Escherichia coli* (perro)
    - *Klebsiella pneumoniae* (perro)
    - *Streptococcus* spp. (perro)

5.2.4 Neumonías Bacterianas en Caballo

- Agentes causales principales:
    - *Rhodococcus equi*
    - *Streptococcus* spp.
    - *Escherichia coli*
    - *Klebsiella pneumoniae*

5.3 Neumonías parasitarias

Etiología: *Dictyocaulus filaria* (bronquios de animales jóvenes).

                            Muellerius capillaris (granulomas subpleurales en animales viejos).

                            Protostrongillus rufescens (cabras)

Lesiones: Bronquitis con bronconeumonía intersticial

Etiología: *Larva migrans*

                            Fasciola hepatica

                            F. gigantica

                            Equinococosis por quistes de tenias

                            Echinococcus granulosus

                            Ascaridiasis

Lesiones: Neumonía multifocal

BIBLIOGRAFÍA

1. Caswell, J. L., Williams, K. J. Respiratory system en Pathology of Domestic Animals. Ed. by Jubb, Kennedy and Palmer's. Vol. 2. Ch. 5. 2007. pp523-653.

2. Drolet, R., R. Larochelle, M. Morin, B. Delisle, R. Magar. 2003. Detection rates of porcine reproductive and respiratory syndrome virus, porcine circovirus type 2, and swine influenza virus in porcine proliferative and necrotizing pneumonia. *Vet pathol* 40:143-148.

3. Dungworth, D. L. Respiratory system en Pathology of Domestic Animals. Ed. by Jubb, Kennedy and Palmer's. 1993.

4. Fajardo R., Lagacé A., Morin, M. 1991. Caractérisation de la pneumonie sérocellulaire du porc. Mémoire de Maîtrice. Faculté de Médecine Vétérinaire, Université de Montréal.

5. López M. A. Respiratory disease en Pathologic Basis of Veterinary Disease. Ed. by D. M. McGavin, and J. F. Zachary. 4th ed. Elsevier Mosby, 2007, pp463—558.

6. Michel Morin, Christiane Girard, Youssef ElAzhary, Raul Fajardo, Richard Drolet, and André Lagacé. 1990. Severe proliferative and necrotizing pneumonia in pigs: A newly recognized disease. *Can Vet J.* 31(12): 837–839.

7. Nieberle K. y Cohrs P. Respiratory System en Textbook of Anatomy of Domestic Animals. 1era Ed. Pergamon Press, LTD. Oxford. 1967. pp169.288.

8. Yates, W. D.G. Respiratory System en Special Veterinary Pathology. Ed. by Thomson, R.G., 1st. Ed. BC Decker Inc, 1988, pp69-122.

Índice alfabético

www.ingramcontent.com/pod-product-compliance
Lightning Source LLC
Chambersburg PA
CBHW050755180526
45159CB00003B/1466